# BEI GRIN MACHT SICH IHR WISSEN BEZAHLT

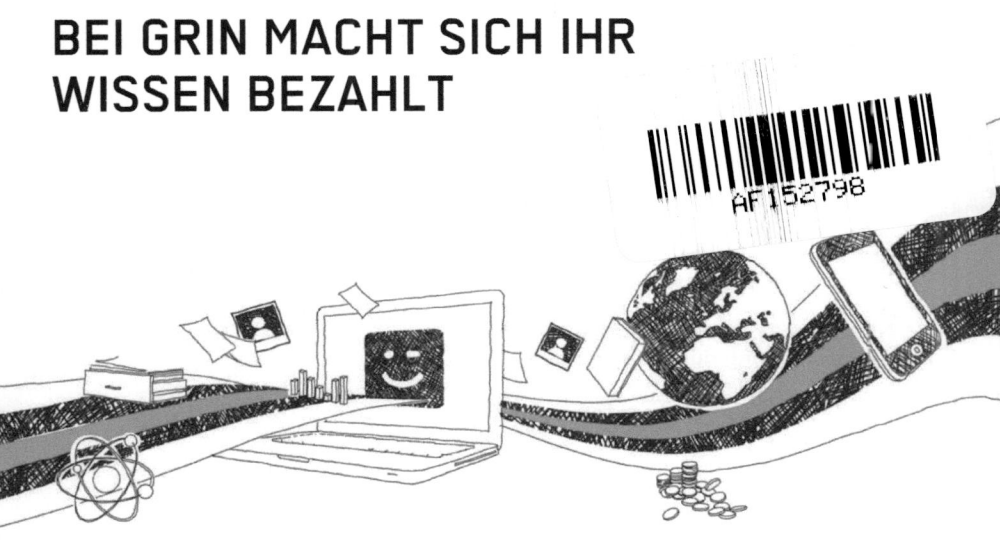

- Wir veröffentlichen Ihre Hausarbeit,
  Bachelor- und Masterarbeit

- Ihr eigenes eBook und Buch -
  weltweit in allen wichtigen Shops

- Verdienen Sie an jedem Verkauf

Jetzt bei www.GRIN.com hochladen
und kostenlos publizieren

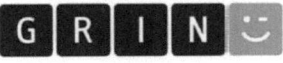

**Bibliografische Information der Deutschen Nationalbibliothek:**

Die Deutsche Bibliothek verzeichnet diese Publikation in der Deutschen National-
bibliografie; detaillierte bibliografische Daten sind im Internet über http://dnb.d-
nb.de/ abrufbar.

**Impressum:**

Copyright © 2006 GRIN Verlag, Open Publishing GmbH
Druck und Bindung: Books on Demand GmbH, Norderstedt Germany
ISBN: 9783640238026

**Dieses Buch bei GRIN:**

http://www.grin.com/de/e-book/61445/thema-projektarbeit-in-der-schule-kariespro-
phylaxe

Maja Tintor

# Thema: Projektarbeit in der Schule - Kariesprophylaxe

GRIN Verlag

**GRIN - Your knowledge has value**

Der GRIN Verlag publiziert seit 1998 wissenschaftliche Arbeiten von Studenten, Hochschullehrern und anderen Akademikern als eBook und gedrucktes Buch. Die Verlagswebsite www.grin.com ist die ideale Plattform zur Veröffentlichung von Hausarbeiten, Abschlussarbeiten, wissenschaftlichen Aufsätzen, Dissertationen und Fachbüchern.

**Besuchen Sie uns im Internet:**

http://www.grin.com/

http://www.facebook.com/grincom

http://www.twitter.com/grin_com

# Universität Osnabrück

## Fachbereich Humanwissenschaften

### *Fachrichtung Gesundheitswissenschaften*

## Thema: Projektarbeit in der Schule

Seminararbeit: angefertigt im Fach Fachdidaktik III

Erstellt von:

**Maja Tintor**

**3. Semester im WS2005/06**

**Unterrichtsfach:** **Biologie**
**Fachrichtung: Gesundheitswissenschaften**

# Inhaltsverzeichnis

# 1. Einleitung

Mittlerweile wird an nahezu jeder Schule Projektarbeit praktiziert. Dabei gibt es verschiedene Formen: von Projektwochen über AG's bis hin zu Praktika ist so gut wie alles vertreten. Es stellt sich die Frage, was genau Projektarbeit bedeutet, welche Unterschiede es hierbei etwa zum gängigen Frontalunterricht gibt und wo dabei die Grenzen anzutreffen sind. Anhand eines konkreten Beispiels aus der praktischen Anwendung (Thema „Kariesprophylaxe" im Unterricht) soll in dieser Hausarbeit daher die Projektarbeit als Unterrichtsmethode vorgestellt und gleichzeitig neue Möglichkeiten in Hinblick auf Kompetenzerwerb dargestellt werden.

Da es unterschiedliche Vorstellungen von Projektarbeit gibt, ist zu erfragen, welche konkreten Ziele vorhanden sind und vor allem: wie erfolgsversprechend ist die Projektmethode überhaupt im Unterricht anwendbar?

Um dieser Fragestellung nachzugehen, wird zunächst eine begriffliche Auseinandersetzung vorangestellt und anschließend der Projektablauf anhand von Freys und Gudjons Ideen aufgezeigt.

Dann erfolgt die Darstellung einer möglichen Unterrichtseinheit, in der ein Projekt abläuft. Dabei ist darauf hinzuweisen, dass diese nur grob theoretisch umrissen wird, da ein kompletter Unterrichtsentwurf den Rahmen dieser Hausarbeit sprengen würde.

Im Anschluss daran erfolgt eine Auseinandersetzung mit der Lehrerrolle innerhalb der Projektarbeit.

Diese Hausarbeit endet schließlich mit einem Fazit, in dem die Ziele und Grenzen der Projektarbeit aufgeführt werden, um im Resümee abschließend auch mit eigenen Erfahrungen innerhalb einer kritischen Auseinandersetzung/Reflexion verglichen zu werden.

## 2. Das Projekt - Begriffsklärung

Der Begriff „Projektunterricht" stammt aus Frankreich. Einen eindeutigen Erfinder gibt es nicht. Das Wort „Projekt" kommt ursprünglich vom lateinischen 'projicere', was soviel bedeutet wie entwerfen, planen. Anfang des 18. Jahrhunderts entwickelten Studenten der Akademie Royale d'Architecture ein Chateau, was Teil ihrer Ausbildung darstellte (vgl. Aebli 1989, S. 218). Über Bauakademien und technische Hochschulen gelangte die Methode nach Deutschland. Dank der amerikanischen Reformpädagogik am Anfang des 20. Jahrhunderts entstand das Verständnis von Projektunterricht nach Dewey und Kilpatrick. In Deutschland entwickelte sich die Projektidee besonders in den 20er und 30er Jahren (damals aufgrund großer Kritik am Schulsystem; Forderung nach neuen Lehr-Lernformen gab es schon zu dieser Zeit). In den 60ern und 70ern wurde der Projektgedanke durch den Ruf nach Reformen bekannter. Es galt als innovatives Bildungsangebot (vgl. Boutemard 1978, S. 63 f.). Seit den 80er Jahren steht die Projektmethode als Alternative zum Frontalunterricht. Durch ein neues Verständnis von Zielen (weg vom reinen Fachwissen einschließlich Grob- und Feinlernzielen, hin zu Kompetenzen), d.h. durch die Entwicklung von Lernfeldern, gewinnen neue Methoden wie etwa die Projektarbeit an Bedeutung, um beispielsweise Handlungskompetenz zu fördern.

Zur Vermittlung von Schlüsselqualifikationen eignet sich die Projektmethode deshalb, weil komplexe Abläufe wie Planen, Durchführen und Kontrolle selbständig von Schülern erarbeitet und durchgeführt werden (vgl. Magnor 1976, S. 5).

Nach Meyer etwa ist das Projekt eine methodische Großform, d.h. eine Grundform des Unterrichts (vgl. Jank/Meyer 2002, S. 44). Diese beinhaltet handlungsorientierten, problemorientierten und offenen Unterricht, der ganzheitliche Erfahrungen ermöglicht (vgl. Jank/Meyer 2002, S. 308).

Heute ist die Projektidee fester Bestandteil im Schulbereich, bei der Jugendarbeit, in der Erwachsenen- oder der beruflichen Bildung (vgl. Frey 2002, S. 29 ff.).

In der Pädagogik existieren mittlerweile verschiedene Begriffe wie etwa „Projektunterricht", „projektartiger Unterricht", „Projekt", „Projektmethode" etc. (vgl. Frey 2005, S. 14 f.). Um das Ganze eingrenzen zu können, beschränkt sich

diese Hausarbeit überwiegend auf die Vorschläge zweier großer Vertreter in Deutschland: Frey und Gudjons.

# 3. Der Projektablauf

## 3.1 nach Karl Frey

Frey verwendet den Begriff „Projektmethode" ähnlich wie Kilpatrick (vgl. Magnor 1976, S. 5). Er hat ein weites Verständnis, d.h. dieser Begriff geht weit über den institutionell organisierten Unterricht hinaus.

„Er beschreibt den Weg, den Lehrer und Schüler durchlaufen, wenn sie sich bilden" (Magnor 1976, S. 5). Es handelt sich damit um eine „lernende Betätigung, die bildend wirkt" (Frey 2005, S. 14).

Für Frey sind insgesamt fünf *Projektkriterien* entscheidend:

- die Produkt- und Handlungsorientierung, d. h. das Tun steht im Vordergrund

- die Interdisziplinarität, d. h. der fächerübergreifende Gedanke,

- die Schülerorientierung, d. h. der Schüler steht im Mittelpunkt des Unterrichts

- der Situations- und Gesellschaftsbezug der Thematik und schließlich

- die gemeinsame Organisation von Lernprozessen.

Das Bildungsziel der Projektmethode richtet sich auf die ganzheitliche Entfaltung aller menschlichen Fähigkeiten und Interessen.

Frey unterscheidet insgesamt sieben *Komponenten*:

1. Die *Projektinitiative* dient der Projektanregung etwa durch ein Erlebnis o. ä. Sie kann vom Schüler, Lehrer oder Lehrplan ausgehen (vgl. Frey 2005, S. 13).

2. Das *Auseinandersetzen mit der Initiative im festgelegten Rahmen*. Dabei ist die Initiative eine Idee, welches Thema bearbeitet werden soll, d. h. eine von den Schülern selbst formulierte Aufgabe an die Gruppe. Sie hat zwei Merkmale: Offenheit der Ausgangssituation und zunächst keinen Bildungswert, denn sie basiert überwiegend auf dem Interessenstand der Schüler und hat nicht unbedingt einen Bezug zum übrigen Unterrichtsgeschehen.

Die Gruppe setzt den Rahmen für die Bearbeitung des Gruppenthemas fest. Z. B. werden Regeln, Zeitlimits aufgestellt. Das Ergebnis dieses Schrittes ist eine Projektskizze. Bei dieser Beschäftigung sind folgende Ergebnisse möglich:

a) keine Fortführung, da nicht alle Gruppenmitglieder einverstanden sind oder die Umsetzung des zu bearbeitenden Themas schwierig ist oder

b) Fortführung mit Entwicklung einer Projektskizze, die den groben Rahmen umreisst.

3. Die *Initiative zum Betätigungsgebiet entwickeln*. Hierbei entscheidet die Gruppe zunächst, was gemacht wird, wobei realistische von irrealen Vorstellungen getrennt werden. Insgesamt dient die Projektskizze als Grundlage. Das Endergebnis dieses Schrittes ist ein klarer Projektplan, der Aufgabenverteilungen und den Ablauf des Projektes klärt (vgl. ebd., S. 56).

4. Die *Projektdurchführung*. Dabei handelt es sich um die eigentliche Projektarbeit. Daher umfasst sie den zeitlich größten Rahmen. Die Schüler bestimmen auch selbst, ob Aktivitäten in Einzel- oder Gruppenarbeit zustande kommen soll und bearbeiten so das Thema (vgl. ebd., S. 58 f.).

5. Der *Projektabschluss* erfolgt, indem die Ergebnisse veröffentlicht werden, eine Verbindung zwischen der Projektinitiative und dem Ergebnis eindeutig aufgezeigt wird oder das Projekt einfach ausläuft (vgl. ebd., S. 13).

6. *Fixpunkte* können zwischendurch eingeschoben werden. Ziel dabei ist, dass die Mitglieder sich einen Überblick verschaffen über die gesamte Information der bisherigen Tätigkeit der anderen Gruppenteilnehmer. Auch Denkanstöße und weitere Organisation werden an dieser Stelle besprochen (vgl. ebd., S. 60).

7. Die *Metainteraktion* bzw. das Zwischengespräch dient dazu, dass die Projektteilnehmer pausieren, um über das Projekt an sich miteinander zu reden. Es handelt sich um sachliche Fragen zum Umgang Miteinander, d. h. es handelt sich um eine zwischenmenschliche Diskussion (vgl. ebd., S. 131 ff.). In der Regel gehen Fixpunkt und Metainteraktion ineinander über, d. h. es gibt keine klare Trennung, da die gesamte Arbeit Teamwork beinhaltet und eine eindeutige Abgrenzung einzelner Schritte eher theoretisch zu sehen ist. Frey geht insgesamt von einer regen Debatte während des gesamten Projektes aus. Es ist außerdem darauf hinzuweisen, dass die Tätigkeit jederzeit abgebrochen werden kann.


### 3.2 nach Herbert Gudjons

Der zweite wichtige Projektbefürworter in Deutschland ist Gudjons.

„Projekt" ist nach Gudjons das praktische Lernen innerhalb der Gruppe. Gudjons spricht vorrangig von „Projekt*unterricht*" und meint damit ein Unterrichtskonzept, d. h. eine gängige Grundform von Unterricht. Durch Handeln soll gelernt werden. Wichtig hierbei sind drei Schwerpunkte:

- Probleme lösen lernen,

- Demokratieerziehung,

- Erfahrung sammeln.

Ziel ist damit nicht nur das bestimmte Endergebnis, sondern das Projekt an sich (vgl. Gudjons 2001, S. 252 f.).

Folgende Projektmerkmale und *Projektschritte* werden von ihm genannt:

1. Zunächst wird ein *für Erfahrung geeignetes, problemhaltiges Thema* mit einem Alltags- bzw. Lebensbezug *ausgesucht*, einschließlich der persönlichen Interessen der Teilnehmer, wobei entscheidend ist, dass aus dem Thema ein echtes Problem entsteht und die gesellschaftliche Bedeutung dieser Arbeit ersichtlich ist. Damit wird das Projektziel beschlossen (vgl. Aebli 1989, S. 219).

2. Ein *gemeinsamer Plan zur Lösung* wird dann erstellt, der zielgerichtet ist und in Selbstorganisation und Eigenverantwortung der Schüler realisiert werden soll. Das Ziel muss klar sein, um eine sinnvolle Durchführung zu ermöglichen. Damit ist der Plan sozusagen das Herzstück der Projektarbeit.

Beim erfolgreichen Planungsprozess gibt es insgesamt drei Dinge, die zu beachten sind:

- die neue Unterrichtsform muss in die Klasse eingeführt werden,

- der Lehrer muss bereits einen eigenen groben Projektplan vorbereitet haben (eine Projektskizze) und

- eine Vorbereitung mit der Klasse muss gegeben sein (vgl. ebd., S. 220).

3. Per *Handlungsorientierung*, d.h. unter Einbezug sämtlicher Sinne und Medien wird soziales Lernen ermöglicht. Dies geschieht anhand von Interaktionen, Konflikten, Zusammenarbeit und Diskussionen innerhalb der Gruppe.

4. Die *entstandene Problemlösung wird überprüft*, d. h. am Ende steht ein Ergebnis – sei es ein echtes Produkt (z. B. selbstentwickelte Broschüre über ein bearbeitetes Thema) oder eine Einstellungsänderung (z. B. dicke Menschen sind nicht zwangsläufig schuld daran, dass sie dick sind). Entscheidend ist nicht das Produkt an sich, sondern der Werdegang, der zum Ziel geführt hat. Damit wird die Arbeit, also der Weg zum eigentlich entscheidenden Ziel (vgl. ebd., S. 221).

5. Der *fächerübergreifende Aspekt* ist ebenso ein grundlegendes Merkmal, denn die Grenzen der einzelnen Fachgebiete verschwimmen bei der Bearbeitung eines Projektes. Ziel ist Ganzheitlichkeit in jeder Beziehung (vgl. Gudjons 2005, S.

254).

Inhaltlich gesehen gibt es starke Ähnlichkeiten zu Freys Idee. Da letztere etwas detaillierter ist, wird sie am folgenden praktischen Beispiel verdeutlicht.

## 4. Ein Beispiel zur Projektarbeit

### 4.1 Klärung der Thematik „Kariesprophylaxe"

Zunächst sollen die groben Rahmenbedingungen geklärt werden, um überhaupt das Gesamtgeschehen des dargestellten Projektes nachvollziehen zu können.

In der geplanten Unterrichtseinheit wird das Thema „Kariesprophylaxe" behandelt. Da es sich um Fachkundeunterrricht handelt, dient als Grundlage für die Unterrichtsplanung der Rahmenlehrplan für den Ausbildungsberuf der Zahnmedizinischen Fachangestellten, womit gleichzeitig die allgemeine Relevanz des Themas verdeutlicht wird.

Da 90% unserer Bevölkerung von Karieserkrankungen betroffen ist, bedeutet dies, dass die Schülerinnen nahezu täglich in der Praxis damit konfrontiert werden. Fundierte Kenntnisse über Kariesentstehung, -verlauf und -prophylaxe sind zwingend erforderlich, um kompetent im Berufsleben agieren zu können. Um den Gesamtkontext innerhalb des Praxisablaufs verstehen zu können, müssen die Schülerinnen eine breite Basis an Grundlagenwissen rund um die Kariesentstehung und -vorbeugung erlernen (Fachkompetenz).

Die Schülerinnen befinden sich im ersten Ausbildungslehrjahr, folglich ist das o. g. Thema dem Lernfeld 4 („Kariestherapie begleiten") mit einem Zeitrichtwert von insgesamt 60 Stunden einzuordnen.

Interessant für die Projektanwendung ist genau dieser Rahmenlehrplan, da er seit 2001 die Handlungsorientierung mit einbezieht. Daher eignet sich ein Projekt hervorragend für den Erwerb von (Sozial-, Methoden-, Fach-)Kompetenzen.

Aber auch im privaten Bereich, d. h. jenseits von Schule und Zahnarztpraxis ist die Kenntnis dieser Thematik für die eigene Gesundheitsförderung und -erhaltung von universeller Wichtigkeit. Häufig sind die ZFA's selbst von der Erkrankung betroffen. Es kann somit im eigenen Interesse sein, Prophylaxemaßnahmen zu erwerben.

Da eine zahnmedizinische Fachangestellte gewissermaßen auch Vorbildfunktion innerhalb der eigenen Familie (quasi als Fachfrau für Zahngesundheit), aber auch in der Praxis (als Aushängeschild für gepflegtes Aussehen) hat, und damit ein gewisses Maß an Verantwortung mitträgt, ist das Erlernen der Präventivpraktiker unbedingt notwendig (Personalkompetenz).

## 4.2 Projektablauf in Anlehnung an Frey

*Projektinitiative.* Den Vorstellungen Freys zufolge, müsste sich beispielsweise eine Auszubildende zum Thema Karies äußern etwa im Sinne von Verständnislosigkeit über ein extrem kariöses Gebiss, dass sie in der Zahnarztpraxis gesehen hat. (In den vorherigen Stunden wurde Karies bereits im Unterricht behandelt.)

*Auseinandersetzung mit der Initiative.* Durch diesen gedanklichen Anstoß, müsste es in der Klasse zu einer regen Diskussion darüber kommen, wie Karies entsteht bzw. wie Karies zu vermeiden wäre. Der Lehrer könnte an dieser Stelle den Vorschlag machen, daraus ein Projekt aufzuziehen.

An die Tafel werden dann Fragen oder Hypothesen der Schülerinnen zum Thema aufgestellt: Wie lässt sich Karies vermeiden? Welche Möglichkeiten gibt es? Wie funktioniert der Mechanismus mit Fluor? Welche Putztechniken helfen? Was macht der Speichel? Welche Ernährung ist kariogen, welche verhindert Karies?

Da es unterschiedliche Interessenschwerpunkte gibt, bilden sich Kleingruppen, die eine der Fragen in den nächsten Stunden bearbeiten wollen. Da der Klassenverbund ohnehin gut ist, formieren sich die Gruppen nicht nur nach Sympathien, sondern auch nach Themeninteresse.

Am Ende soll eine Plakatpräsentation entstehen, wobei die Schülerinnen frei entscheiden können wie genau die Darstellung aussehen soll. Dies ist der grobe Rahmen. Regeln zur Zusammenarbeit (z. B. Pünktlichkeit, Anwesenheit, andere ausreden lassen) bestehen bereits, da Projektarbeit schon bekannt ist. Diese Regeln sind als Plakat in der Klasse für alle gut sichtbar.

*Initiative zum Betätigungsfeld.* Innerhalb der einzelnen Gruppen beginnt nun die Arbeit eines Teams, wobei exemplarisch an dieser Stelle lediglich eine Gruppenarbeit angeführt werden soll. Hierbei handelt es sich um den Themenschwerpunkt „Ernährung". Die Schülerinnen beschließen einen konkreten Ablauf : zunächst soll über Ernährung recherchiert werden (Internet, Fachbücher, Interview mit einer Lehrerin mit ausgeprägter Schwäche für Oekotrophologie). Dann soll dieses Wissen zusammengefasst werden auf einem Plakat. Zudem soll eine praktische Darbietung den übrigen Schülerinnen bei der Themenpräsentation verständlich machen, welche Nahrung kariogen ist und welche nicht (anhand eines Experiment mit Färbetabletten). Dabei wird auch festgelegt, wer welche Aufgaben übernimmt (Protokoll schreiben, Zeit beachten und Termine machen)

Dies ist der Projektplan.

*Projektdurchführung.* Nun die eigentliche Arbeit der Gruppe. Die Schülerinnen vereinbaren einen Termin mit der o. g. Lehrerin und machen mit ihr das Interview, sie besorgen sich Fachliteratur und fragen in den Zahnarztpraxen nach brauchbaren Internetadressen zum Thema (z. B. der Zahnärztekammer). Sie schreiben einen großen Konzern für zahnmedizinische Artikel an und fragen nach Färbetabletten-Proben (Erwerb von Methodenkompetenz).

*Fixpunkt.* Das zusammengetragene Informationsmaterial wird gemeinsam besprochen und für die Präsentation sortiert. Dabei wird der Ablauf dieser weiter geplant und über den bisherigen Verlauf diskutiert (z. B. fehlen die Tabletten. Was also tun, wenn sie nicht ankommen?).

*Metainteraktion.* Während dieser Gespräche wird auch über die allgemeine Arbeitsaktivität gesprochen. Aus Sicht der meisten Teilnehmer drückt sich eine Schülerin vor der Arbeit. Dies führt zu Konfrontationen. Auch an Tagen, an denen der Projektunterricht nicht stattfindet, im Café oder auf dem Schulhof, geht es um diese frustrierende Erfahrung.

Am Ende wird ein Kompromiss beschlossen, wobei die Schülerin zumindest das Allernötigste erledigt und die anderen nicht beleidigt (Erwerb von Sozialkompetenz).

*Projektabschluss.* Zur Präsentation der Ergebnisse machen zwei Schülerinnen ein Demonstrationsexperiment: eine isst ein Stück Zucker und trinkt Cola, die andere zerkaut eine Möhre. Beide nehmen anschließend eine Farbtablette zu sich. Damit wird auch den übrigen Schülern verdeutlicht, wie Ernährung auf Karies/Plaque wirkt. Währenddessen erklären die übrigen Gruppenmitglieder mit Hilfe des erstellten Plakats den genaueren Zusammenhang und stellen sich zur Beantwortung weiterer Fragen zur Verfügung.

Durch den Rahmenlehrplan lässt sich das Projekt wunderbar in die restlichen Unterrichtseinheiten integrieren (z. B. später Fissurenversiegelung, restaurative Maßnahmen etc. erklären).

## 5. Die Lehrerrolle

Die Position des Lehrers unterscheidet sich erheblich von der bisherigen, traditionellen Rolle. Beim Projektunterricht rückt der Lehrer von der ursprünglich dominanten Rolle beim Frontalunterricht nun deutlich in den Hintergrund (vgl. Frey 2002, S. 164f). Dabei soll er die Schüler eher beraten, nicht belehren, wobei Ziel ist, die Schüler selbständig handeln zu lassen. Damit kommen diese zu eigenen Lösungen (vgl. Magnor 1976, S. 220).

Entscheidend ist die Verschiebung vom Vortrag eines bestimmten, umgrenzten Themenbereiches hin zu einem weiten Feld, wo auch der Lehrer auf Wissensgrenzen stoßen kann. Wesentlich wichtiger ist eine gute Planung und der Zusammenhang der Projektthemen mit dem Lehrplan, damit das ganze Unternehmen nicht den Kontext zum restlichen Schulplan verliert (vgl. Gudjons 2003, S. 191ff).

Dabei gibt es eine Vielzahl an Unterrichtsmethoden (Methoden zur Themenfindung wie beispielsweise Brainstorming, MindMapping etc.) und verschiedene Unterrichtskonzepte für problemorientierten Unterricht (vgl. Scholz 1982, S. 133f.) – z. B. Handlungsorientierung, fächerübergreifender Unterricht, was eine zusätzliche Aufgabenbewältigung jenseits des eigentlichen Unterrichts für den Lehrer bedeutet, aber ebenso innerhalb der Klasse ein erhöhter Klärungsbedarf bezüglich der Methoden besteht (vgl. Jank/Meyer 2002, S. 308). Der Lehrer muss zwangsläufig stärker reflektieren, um die Kontrolle bzw. Übersicht zu behalten. Insofern lernt auch er bei einem Projekt dazu (vgl. Röseler 1978, S. 39).

Aus Meyers Sicht wird der Lehrer zum Moderator, der zwar hilft, aber ansonsten gleichberechtigt neben den Schülern agiert. Damit wird er quasi von seinem Podest gestoßen, wodurch das ursprüngliche Hierarchiegefälle zwischen Lehrer und Schüler zerstört wird (vgl. ebd., S. 46).

## 6. Fazit

### 6.1 Ziele

Argumente für den Projektunterricht liegen nach Gudjons darin, dass es durch sinnliche Erfahrung zu einer veränderten Sozialisation kommen kann (vgl. Stubenrath 1978, S. 11).

Auch die Lernpsychologie und Handlungstheorie untermauern die These, dass Lernen und Handeln eng miteinander gekoppelt sind. Projekte fordern die Lernerpersönlichkeit. Die erzielten Lerneffekte werden von der Forschung als vielschichtiger, tiefergehend und resistenter gegen das Vergessen beschrieben (vgl. Frey 2005, S. 184).

Durch dieses Lernen wird Motivation gefördert, alle Kompetenzen können angewendet werden, d. h. das Projekt fördert die Handlungsfähigkeit des Schülers und stärkt damit die Fach-, Methoden- und Sozialkompetenz (vgl. Gudjons 2003, S. 135 f.).

Dabei schweben Gudjons eher bildungspolitische Ziele vor: der Erwerb von Schlüsselqualifikationen, Vorbereitung auf das berufliche und alltägliche Leben, Bildungsreform durch Änderung des üblichen Fachunterrichts (vgl. Gudjons 2001, S. 71 ff.).

Klafki sieht das Projekt als eine Möglichkeit, die an Schulen vorhandene Selektion im gemeinsamen Arbeiten aufzulösen und damit Chancengleichheit zu erwirken. Zudem wirkt es fächerübergreifend (vgl. Jank/Meyer 2002, S. 238 f.).

Meyer spricht von kooperativem Unterricht, in dem ein Team zusammenarbeitet. Daher kann es das Selbstwertgefühl stärken und auf das spätere Berufsleben auch aus seiner Sicht vorbereiten (vgl. Jank/Meyer 2002, S. 45).

Frey orientiert sich in seiner Zielsetzung eher Richtung Schüler, d.h. wichtig bei dem Projektunterricht ist eine Verbindung zwischen Leben und Schule, die Förderung von Kopf-Hand-Herz (vgl. Soetard 1987, S. 79), das selbständige Handeln und die Eigenverantwortung (vgl. Frey 2002, S. 15).

Es fördert die Zusammenarbeit und Rücksichtnahme, wirkt gegen Konkurrenzdenken. Dabei können sich die einzelnen Teilnehmer optimal und ganzheitlich entfalten - je nach persönlichen Talenten.

Es handelt sich um den „Weg zur Bildung", d.h. eine „lernende Betätigung, die bildend wirkt (Frey 2005, S. 14). Das Ziel der Projektarbeit ist daher nicht die

Vermittlung reinen Fachwissens, sondern ermöglicht die Bewältigung bestimmter, exemplarischer Situationen, die realitätsnah und transferierbar auf ähnliche Gegebenheiten sind und letztlich auf der Motivation und damit dem Interesse der Schüler basieren (vgl. Magnor 1976, S. 134).

## 6.2 Grenzen und Kritik

Andererseits hat nach Gudjons der Projektunterricht Grenzen, denn neu erworbenes Wissen muss in den restlichen Schulablauf eingebracht und somit strukturiert werden (vgl. Boutemard 1978, S. 31). Lernen durch Erfahrung reicht nicht immer aus, Vertiefung des Themas ist daher erforderlich (vgl. Gudjons 2001, S. 92 ff.). In diesem Zusammenhang sieht Meyer Schwierigkeiten in der Festigung vom neu erworbenen Wissen (vgl. Jank/Meyer 2002, S. 45).

Gudjons kritisiert zudem die mögliche Spezialisierung auf ein begrenztes Gebiet und glaubt nicht an eine Selbstorganisation der Schüler, da diese nicht ausreichende (bereits vorhandene) Kompetenzen und Fachwissen haben (vgl. Gudjons 2005, S. 254).

Für ihn hat der Projektunterricht dort seine Grenzen, wo andere Unterrichtsformen hilfreicher sind, denn gewonnenes Wissen muss in Kategorien (gemäß den Ideen des Kognitivismus) eingeordnet werden, Lernen durch Erfahrung reicht nicht immer aus, d. h. systematische Vertiefung des Projektthemas ist notwendig, damit es nicht vergessen wird. Außerdem sind nicht alle Lehrplaninhalte über Projektlernen gut vermittelbar (etwa in Mathe), und für Feinlernziele ist diese Methode nicht angebracht, da vorrangig Sozialkompetenzen erworben werden, jedoch nicht unbedingt abfragbares Fachwissen entsteht (vgl. Gudjons 2001, S. 92 ff.). Stark vorstrukturierte Lernprozesse entsprechen somit nicht der Projektidee (vgl. Magnor 1976, S. 154 ff.). Daher ist Projektarbeit, wenn schnelles Erlernen von Leistungen im Vordergrund steht, nicht geeignet (vgl. Frey 2002, S. 168 ff.).

Auch ist die Benotung nicht unbedingt einfach, da es sich überwiegend um Kompetenzerwerb handelt (vgl. Frey 2002, S. 177). Es entstehen keine vergleichbaren Leistungen und der tatsächliche Erfolg ist nicht sofort nachweisbar wie in klar eingegrenzten behavioristischen Strukturen (Frage-Antwort-Prinzip = Reiz-Reaktions-Schema). Deswegen müssten die Rahmenbedingungen verändert werden (vgl. Stubenrauch 1978, S. 15). Ähnlich sieht es Klafki, der für gute Projektarbeit eine Änderung der äußeren Gegebenheiten fordert (vgl. Jank/Meyer 2002, S. 238 f.).

Frey wiederum kritisiert den Zeitdruck bei einer Projektarbeit (Frey 2005, S. 20).

Grundsätzlich wird viel Zeit für umgrenzende Bedingungen des eigentlichen Projektes benötigt (z. B. Vorplanung des Lehrers, Einführung neuer Sozial- und Arbeitsformen) (vgl. Rösler 1978, S. 42).

Was den Schüler angeht, so ist die mögliche Frustrationsgefahr deutlich vorhanden, was bedeutet, dass sich Schüler deswegen zurückziehen, anstatt dieses Problem zu bewältigen. Damit ist der Erfolg oder Misserfolg des Projektes stark abhängig von der Laune der Schüler (vgl. Magnor 1976, S. 224 f.).

Fraglich bleibt auch das tatsächliche Interesse des einzelnen Schülers am Thema, d. h. ob überhaupt Betroffenheit zustande kommt (vgl. Röseler 1978, S. 35 ff.).

## 6.3 Resümee

Aus eigener Erfahrung lassen sich folgende Dinge sagen: ein Projekt an der Universität scheitert, wenn die Studenten innerhalb ihrer Arbeitsgruppe nicht zusammenarbeiten, sei es dadurch, dass einige die Aufgaben im Alleingang bewältigen, sei es dadurch, dass andere sich zurücklehnen und wieder anderen die Verantwortung übergeben, Schwierigkeiten bei der Terminabsprache in relativ großen Gruppen besteht, mangelnde Sympathien vorhanden sind, zu verschiedene Arbeitseinstellungen existieren oder kein tatsächliches Problem zu lösen ist (Scheinerwerb ist nicht das Projektthema).

Auch besteht die Gefahr, dass alte Rollen weiterhin innerhalb der Gruppe bestehen bleiben, d. h. der Anführer, der ohnehin gerne präsentiert, übernimmt auch beim Projekt diese Rolle, der, der ruhig ist, schreibt das Protokoll. Damit kommt es nicht zur Kompetenzerweiterung im ganzheitlichen Sinne.

Es gibt extrem viele Stolpersteine auf dem Weg zum erfolgreichen Projektende. Fraglich bleibt dabei, ob der Aufwand, mit dem ein Projekt einhergeht, in Relation zu setzen ist zum eigentlichen Lernerfolg.

Andererseits kann ein Projekt eine enorme Bereicherung für den Einzelnen darstellen, wenn alle Rahmenbedingungen günstig sind. Tatsächlich kann dabei multiuniversell gelernt werden.

Entscheidend ist, dass Sympathien oder ähnliche Arbeitseinstellungen innerhalb der Gruppe bereits präsent sind, ansonsten kommt es zu Konflikten, die ein produktives Arbeiten behindern und alle Mitglieder im schlimmsten Fall frustrieren und eben nicht zu Kompromisslösungen führen. Damit einhergehend müssen gewisse Kompetenzen somit bei den Projektmitgliedern zumindest ansatzweise bereits vorhanden sein (z. B. Fähigkeit, Auseinandersetzungen durchzustehen, sich nicht zurückzuziehen; ohne Fachwissen gibt es keine Themenfindung, da ohne irgendeine Auseinandersetzung oder Vorerfahrung kein Interesse vorhanden sein kann etc.).

Fraglich bleibt, ob hier nicht größere Freiräume für Schüler bestehen, sich vor Aufgaben zu drücken.

Erschwerend kommt hinzu, dass wir in einer stark individualisierten Gesellschaft leben, ein Projekt erfordert mehr als reine Teamarbeit, es bedeutet auch, dass der einzelne scheitern kann, nicht, weil er zu faul ist, sondern, weil das Zwischenmenschliche nicht funktioniert hat. Für noch nicht völlig ausgereifte Persönlichkeiten kann dies zu inneren Konflikten führen, denn der Erfolg hängt nicht von der eigenen Leistung ab – was im absoluten Gegensatz zu übrigen Einstellungen steht: für sich selbst verantwortlich sein, Verantwortung für das eigene Tun übernehmen, aber dann doch scheitern. Daher müssten vorgegebene schulische Normen auch verändert werden (gegen das darwinistische Prinzip, dass nur der Beste siegt).

Zum Erfolgsanspruch der Projektarbeit lässt sich daher Folgendes abschließend sagen:

es gilt auch hier - wie bei nahezu allen übrigen Unterrichtskonzepten: ein Schüler kann durch ein Projekt lernen, muss aber nicht zwangsläufig. Es hängt sehr stark von allen Projektmitgliedern ab, was dabei herauskommt. Auch die Projektarbeit bietet nicht die non-plus-ultra-Lösung für einen allgemeinen Wissenserwerb.

Zurecht hat sie jedoch ihren Stellenwert innerhalb der übrigen Unterrichtsmethoden erlangt, denn sie motiviert und ermöglicht schwächeren Schülern, sich anders darzustellen (vgl. Frey 2005, S. 184). Insofern ist sie bereits eine Bereicherung für den gängigen Unterricht, der dadurch aufgelockert und abwechslungsreicher gemacht wird.

Und am Ende gilt:

„Wer nicht weiß, wohin er will, braucht sich nicht zu wundern, wenn er ganz woanders ankommt" (Robert Mager, in: Stubenrauch 1978, S. 14).

# 7. Literaturverzeichnis

- Aebli, Hans: Zwölf Grundformen des Lehrens, 4. Aufl., Stuttgart 1989

- Bastian, Johannes/Gudjons, Herbert: Projektunterricht: Geschichte und Konzept als Perspektiven innerer Schulreform. In: Bastian, Johannes/Gudjons, Herbert (Hrsg.): Das Projektbuch II. Über die Projektwoche hinaus. Projektlernen im Fachunterrrricht, 1. Aufl., Hamburg 1990, S. 17-42

- Boutemard, Bernhard Suin de: Projektunterricht – wie macht man das? In: Geisler, Wolfgang/Scholz, Gerold/Schweim, Lothar: Projektorientierter Unterricht – Lernen gegen die Schule? 2. Aufl., Weinheim, Basel 1978, S. 25-35

- Boutemard, Bernhard Suin de: 75 Jahre Projektunterricht. In: Geisler, Wolfgang/Scholz, Gerold/Schweim, Lothar: Projektorientierter Unterricht – Lernen gegen die Schule? 2. Aufl., Weinheim, Basel 1978, S. 58-64

- Emer, Wolfgang/Lenzen, Klaus-Dieter: Methoden des Projektunterrichts. In: Bastian, Johannes (Hrsg.): Theorie des Projektunterrichts, 1. Aufl., Hamburg 1997, S. 213-230

- Frey, Karl: Die Projektmethode. Der Weg zum bildenden Tun, 10. Aufl., Weinheim, Basel 2005

- Gudjons, Herbert: Didaktik zum Anfassen. Lehrer/in- Persönlichkeit und lebendiger Unterricht, 3. Aufl., Bad Heilbrunn 2001

- Gudjons, Herbert: Handlungsorientiert lehren und lernen. Schüleraktivierung – Selbsttätigkeit- Projektarbeit, 6. Aufl., Bad Heilbrunn 2001

- Gudjons, Herbert: Pädagogisches Grundwissen, 6. Aufl., Bad Heilbrunn 1999

- Jank, Werner/Meyer, Hilbert: Didaktische Modelle, 5. Aufl., Berlin 2002

- Konrad, Klaus/Traub, Silke: Selbstgesteuertes Lernen in Theorie und Praxis, 1. Aufl., München 1999

- Magnor, Manfred: Die Projektmethode: Ein Ergebnis der Philosophischen und Erziehungstheoretischen Ansätze John Deweys und William Heard Kilpatricks, Osnabrück 1976

- Röseler, Richard: Voraussetzungen und Vorbereitung projektorientierten Lernens. In: Geisler, Wolfgang/Scholz, Gerold/Schweim, Lothar: Projektorientierter Unterricht – Lernen gegen die Schule? 2. Aufl., Weinheim, Basel 1978, S. 35-43

- Scholz, Günter/Bielefeldt, Heinz: Kompendium Didaktik, 2. Aufl., München 1982

- Soetard, Michel: Johann Heinrich Pestalozzi – Sozialreformer – Erzieher – Schöpfer der modernen Volksschule, Zürich 1987

- Stubenrauch, Herbert: Projektorientiertes Lernen im Widerspruch des Systems. In: Geisler, Wolfgang/Scholz, Gerold/Schweim, Lothar: Projektorientierter Unterricht – Lernen gegen die Schule? 2. Aufl., Weinheim, Basel 1978, S. 9-15

- Zimbardo, Philip G.: Psychologie, 6. Aufl., Berlin, Heidelberg 1995

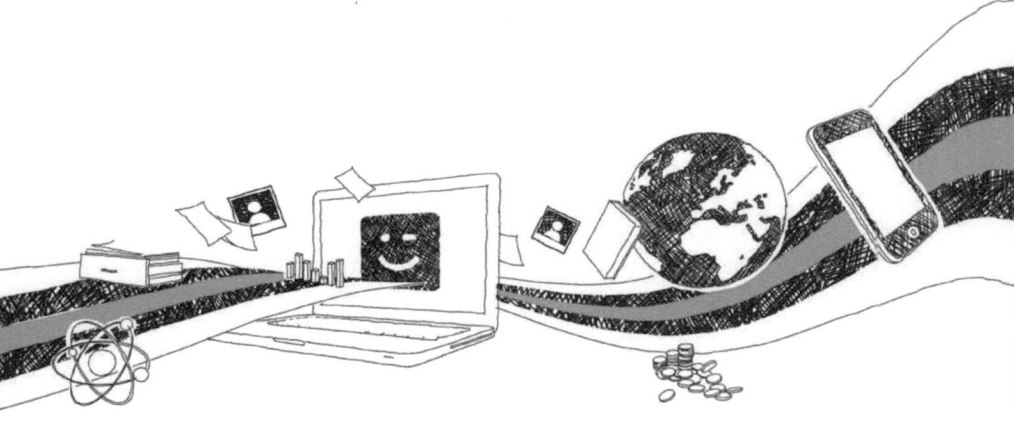
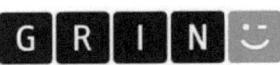